RÉFLEXIONS

SUR

LA PRISE D'ALGER.

Prix : 5o centimes.

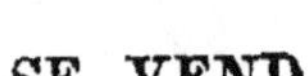

SE VEND

A MARSEILLE, chez ROUCHON, Imprimeur, Place St-Louis n° 1. Et chez TERRASSON Place Royale.

1830.

MARSEILLE,
Imprimerie de ROUCHON, place St-Louis N° 1.

RÉFLEXIONS

SUR

LA PRISE D'ALGER.

Gloire à. CHARLES X ! Honneur aux armées Françaises ! Alger est en notre pouvoir ! son Dey a cessé de régner ; les insultes qu'il a faites à la France sont vengées ; la Chrétienté est délivrée à jamais des brigandages de ces forbans.

C'était une chose monstrueuse que l'existence de cette république de barbares, qui ne connaissait d'autre droit des gens que celui de la force , dont tout le code était écrit dans ces mots : *Pillage* , *Assassinat.* C'était une honte pour les états chrétiens qui souffraient l'esclavage de leurs sujets et la piraterie jusques sur leurs rivages, ou qui pour s'en affranchir se soumettaient à des tributs plus honteux encore , et cet état de choses existait depuis des siècles !!!

Il est vrai que plusieurs tentatives ont eu lieu à diverses époques pour délivrer le monde de ce joug odieux. L'Espagne dut être la première à souffrir des entreprises des pirates Algériens, elle fut aussi une des premières qui entreprirent de les punir.

En 1509 le cardinal Ximenès , régent de Castille , fit une descente sur les côtes d'Afrique.

Le résultat de son attaque fut la prise d'Oran, que l'Espagne a gardée deux siècles.

A cette époque, parurent les deux Barberousses qui rendirent les Algériens plus redoutables encore. Appelés au secours d'Alger contre les Espagnols, le frère aîné arrive avec 6,000 hommes, et abusant de la confiance des Algériens, fait massacrer leur prince, monte sur le trône et continue ses pirateries; l'armée de 10,000 hommes envoyés contre lui, par le cardinal Ximenès fut défaite et forcée de retourner en Espagne.

Charles-Quint se décida enfin à réprimer ces affreuses violences dès le commencement de son règne. En 1519 il envoya contre Barberousse le gouverneur d'Oran qui triompha. Le chef des Algériens fut tué; son frère lui succéda, et pour se donner un appui redoutable, il fit hommage de son royaume à Soliman qui joignit à la soumission d'Alger la conquête de Tunis.

Maître d'une grande étendue de pays en Afrique, Soliman ne mit plus de bornes à ses violences, et c'est à cette époque que commencent les expéditions faites par Charles-Quint en personne.

La 1re en 1535, eut des succès que la fin de la saison l'empêcha de poursuivre; il revint dans ses états. Six ans après, une expédition aussi formidable que celle d'aujourd'hui, partit des ports d'Espagne et d'Italie. Dans une meilleure saison, avec une telle armée, Charles-Quint eût été victorieux ; il en fut autrement. Les vents d'automne , les pluies , la perte d'une grande partie de la flotte , le manque de vivres, tout contribua au mauvais succès de cette grande expédition. L'empereur débarqua le 25 octobre , et le 1er novembre suivant, les restes de son armée étaient rembarqués.

Cette expédition ne fut pas la dernière de la part de l'Espagne. En 1611, elle tenta contre Alger un nouvel effort qui fut inutile.

Les premiers armemens de la France eurent lieu sous Louis XIII en 1617, ils n'eurent pour résultat que la destruction de trois ou quatre bâtimens corsaires.

En 1620, les Anglais armèrent contre ces pirates cependant ils ne purent empêcher leur audace d'aller jusqu'à poursuivre dans les ports de la Turquie les alliés mêmes du Grand Seigneur.

En 1664 , le duc de Beaufort fit une tentative malheureuse.

En 1671 , Edouard Spragge se borna à rompre la chaîne qui fermait l'entrée du port et à brûler quelques vaisseaux.

A cette époque l'amiral hollandais Ruyter fut chargé par son gouvernement d'une expédition qui sans doute n'avait pas pour but une attaque décisive contre ce repaire de pirates, mais dont le résultat fut de les forcer, pour long-tems, à respecter le pavillon de Hollande.

Louis XIV, au faîte de sa puissance, qui venait de dicter la paix à l'Europe, résolut à son tour de punir ces forbans. En 1681 l'amiral Duquesne fut envoyé avec une flotte pour bombarder la ville d'Alger. Une partie de cette ville fut écrasée. La leçon n'était sans doute pas suffisante ; Duquesne retourna en 1685 ; la moitié de la ville fut encore réduite en cendres. Le Dey épouvanté demanda la paix ; on allait la conclure, lorsque le Dey fut massacré dans une insurrection. On se saisit du négociateur français qui fut mis dans un mortier et tiré comme une bombe, et on fit souffrir les plus cruels tourmens aux sujets de cette nation qui tombaient entre les mains de ces brigands. Duquesne assaillit de nouveau la ville, mais une violente tempête vint la sauver comme du tems de Charles-Quint.

En 1755 et 1784 les Espagnols conçurent encore des projets qui n'eurent pas plus de succès et souscrivirent la honteuse condition de payer 9 millions pour que les pirates ne vinssent plus infester les côtes d'Espagne.

En 1814 les brigandages recommencerent. De tout côté l'humanité outragée réclamait vengeance,

Lord Exmouth obtint une première fois satisfaction, mais seulement pour les états de Naples et de Sardaigne. Enfin les excès auxquels se livra le Dey firent cesser l'espèce d'indifférence où l'Europe paraissait plongée à l'égard de ce forban.

Un armement considérable sous le commande-
ment du même Lord, partit des ports de l'Angleterre
et de la Hollande et parut devant Alger au mois
d'août 1816. L'incendie de l'escadre algérienne, de
l'arsenal et du port, et la destruction d'une partie de
la ville détermina le Dey à demander *pardon*. L'a-
bolition de l'esclavage fut stipulé ; mais les barbares pour y suppléer massacraient les équipages et
la piraterie d'ailleurs continua.

Nous ne donnons une notice sommaire de toutes
les tentatives et attaques qui ont eu lieu jusqu'ici
contre Alger que pour réhausser davantage la gloire
de nos armes. En effet ce que pendant plus de trois
siècles les Espagnols, les Allemands, les Chevaliers
de St.-Jean de Jérusalem, les Anglais, les Hollandais, les Français sous Louis XIV n'ont pu faire,
les français sous Charles X l'ont exécuté dans trois
semaines.

S'il était vrai que la politique jalouse des cabinets
plutôt que leur impuissance les eût portés à souffrir si long-tems l'existence de ces pirates et à borner
leur vengeance à des châtimens passagers, ils en
devraient compte à l'humanité. Il appartenait à
notre gouvernement de s'affranchir de ces froides
combinaisons. C'est à la dernière extrémité qu'un
souverain se décide à la guerre. Le sang de ses sujets
lui est trop précieux pour qu'il n'en soit pas avare.
Mais quand l'honneur de sa couronne est compromis,

quand son pavillon est insulté, quand tous les traités sont méconnus et violés, son devoir est la vengeance ; et la vengeance de la France devait être prompte et assurée, elle devait être complette. Toutefois le Roi ne veut pas profiter seul de la victoire. Il a dit:» La réparation éclatante que je veux » obtenir, en satisfesant l'honneur de la France, tour-» nera avec l'aide du Tout-Puissant *au profit de la* » *chrétienté.* » Ce n'est donc pas une punition passagère qui vient d'être infligée aux Algériens, c'est l'impossibilité de recommencer des brigandages dont l'univers chrétien était victime. Honneur, mille fois Honneur au Monarque qui a conçu et exécuté une pensée aussi généreuse !

Qu'il sera beau dans l'histoire le règne de Charles Dix ! Au dedans, la prospérité de ses sujets, fondée sur l'affermissement des libertés publiques, au déhors, paix et amitié avec toutes les puissances Européennes ; deux fois il a tiré le glaive, et deux fois pour secourir et venger l'humanité.

Depuis long-tems les malheureux grecs massacrés par leurs oppresseurs réclamaient le secours des puissances chrétiennes. A la France était réservé l'honneur d'arrêter l'effusion du sang.

Alger depuis des siècles était l'effroi des peuples chrétiens. D'affreuses cruautés, d'horribles brigandages étaient exercés par ces forbans. Punis quelquefois ils n'en devenaient que plus féroces. L'existence de ces barbares était le fléau et la honte de l'humanité. Charles X l'a voulu et Alger est tombée. Cette conquête seule et la volonté qui l'a ordonnée illustreraient un règne. Avec quels transports de reconnaissance et d'admiration nos neveux diront, après avoir lu l'histoire des crimes de cette république de cannibales : *C'est à Charles X que le monde doit aujourd'hui sa sécurité sur les mers, jadis théâtre de tant d'odieuses pirateries!* GLOIRE A CHARLES X!

Ce que la postérité dira, quelques Français de notre époque hésiteraient-ils à le dire? D'autres plus coupables n'auraient-ils pas formé des vœux impies? et ils oseraient se dire français et *français par excellence!* On ne peut lire sans indignation tout ce que la haine et l'esprit de parti ont écrit contre cette expédition. Elle était résolue par le gouvernement, il fallait bien la blâmer, la tourner au besoin en ridicule : *Pour un coup d'éventail fallait-il sacrifier des milliers d'hommes, exposer une armée toute entière à périr par le fer ou la misère ?* Hommes de mauvaise foi, si le gouvernement eut pu passer sous silence l'insulte faite à son consul et toutes celles qui l'ont précédée et suivie, vous eussiez tenu un autre langage. Cette indifférence ou cette faiblesse eut été traitée de lâcheté. Vos argumens du moins eussent été Français.

Qu'étaient devenues votre humeur guerrière,

votre politique inquiète et pointilleuse qui voulaient il y a peu d'années, qu'on déclarât la guerre à la Prusse pour quelques mal entendus sur la direction des frontières et qu'on demandât satisfaction à l'Espagne pour quelques coups de fusils échangés entre des bergers? Mais vous voulez tout ce que le gouvernement du Roi ne veut pas; vous ne voulez rien de ce qu'il veut. Votre besoin est de blâmer tous ses actes, de les rendre plus difficiles, de les entraver par votre constante opposition.

Après avoir combattu les motifs de cette expédition, que de craintes chimériques votre hypocrisie n'a-t-elle pas cherché à faire naître sur son résultat. *Les préparatifs étaient trop longs, le tems n'était pas bien choisi, la flotte pouvait être dispersée par les vents ou attaquée par les Anglais; les maladies, un climat brûlant, le manque d'eau,* LES SAUTERELLES, *tous les fléaux nous attendaient sur la rive Africaine; ce qui échapperait à la misère, devait tomber sous le fer de ces hordes barbares. Notre armée conduite par un* traitre *devait être sacrifiée. Enfin, selon vous, jamais entreprise n'avait été conçue sous de plus fâcheux auspices.*

De toutes vos funestes prévisions, qu'est-il arrivé? En moins de trois mois une armée de près de 40,000 hommes est accourue de tous les points de la France sur les bords de la méditerranée; 1000 bÀtimens de guerre ou de transport ont été réunis, armés, équipés, approvisionnés, un matériel immense où rien n'a été oublié est arrivé de toutes parts comme par enchantement. La flotte prête depuis 15 jours, sort de la rade de Toulon au premier vent favorable. Si des vents contraires ralentissent l'ardeur de l'armée pendant quelques jours, son impatience est bientôt satisfaite, elle apperçoit les côtes d'Afrique ; elle débarque, et 22 jours après nous sommes maîtres d'Alger; la valeur de nos soldats, il est vrai, a été mise à l'épreuve, mais aussi leur triomphe en est plus éclatant. Nos troupes depuis le débarquement n'ont heureusement rencontré en Afrique aucuns des fléaux dont vous cherchiez vainement à les effrayer. L'eau y est en abondance ; *les sauterelles* se sont probablement enfuies à leur approche ; le climat est sain, à peine compte-t-on quelques malades dans l'armée ; non seulement les Anglais ne se sont point opposés à notre conquête, ils ont éloigné au contraire leur station ; les hordes sauvages ont été vaincues ou soumises. M. de Bourmont, tout dévoué à son Roi, et de concert avec l'Amiral distingué, appelé avec lui au succès de cette campagne, M. de Bourmont, en habile capitaine, a su faire tourner au profit de sa glorieuse expédition les efforts mêmes des ennemis qu'il avait à combattre. Lui aussi, il peut dire : *Veni, vidi, vici.*

Rassurez-vous donc, trembleurs hypocrites,

aucune de vos craintes ne s'est réalisée. Vous devriez donc vous réjouir avec nous. Il semble au contraire que uoś succès vous attristent. On dirait que ce que vous vouliez faire passer pour des craintes était en vous des espérances et que vous gémissez intérieurement de ce qu'elles ont été déçues. En effet, avec quelle satisfaction vous auriez dit : *Voyez comme nous avions raison! Les ministres sont des traitres ou des ineptes ; la France doit obtenir justice contr'eux* Vous avez bien compris toutefois que l'opiniatreté dans le blâme n'était plus de saison, mais louer une entreprise que vous veniez de désapprouver était au-dessus de vos forces. En hommes attérés, vos organes se sont tus ; leurs calomnies contre le général en chef se sont affaiblies ; le dévouément d'un père qui expose avec lui ses quatre fils à la mort pour le service de son Roi et de sa patrie a paru les désarmer un moment. Sont-ils vaincus? Non, ils recommenceront bientôt.(1) Dieu veuille qu'ils ne plaignent pas le Dey d'Alger dépossédé et les Algériens! Du moins c'est sur le résultat de la conquête qu'ils vont donner carrière à leur malveillance. Ils n'attendront pas de connaitre les intentions du gouvernement pour les blâmer; ils les supposeront et les supposeront contraires à

---

(1) Nos prévisions se réalisent déjà ; le journal des Débats entre autres veut qu'on mette les ministres en accusation.

l'intérêt de la France et favorables à la politique étrangère.

Quant à nous qui aimons le Roi , comme des enfans doivent aimer leur père, qui savons que *notre prospérité fait sa gloire* , nous plaçons notre confiance dans son gouvernement. Les paroles émanées du trône , la déposition du Dey, les dispositions des généraux de terre et de mer, tout nous assure que cette honorable entreprise a eu pour but de détruire à jamais la piraterie et le brigandage de ces forbans. Notre conquête passerait-elle dans des mains étrangères ? Nous aimons à croire le contraire. Le sang français fructifiera sur ces rives, que la civilisation , le travail et l'industrie doivent rendre si riches. Notre commerce y trouvera de nouveaux débouchés ; des spéculateurs de toute espèce iront chercher dans ce pays tout nouveau la fortune qu'ils n'ont pû fixer chez eux, ou augmenter celle qu'ils ont déjà acquise ; cette colonie si près de nous deviendra en quelque sorte l'entrepôt du commerce de Marseille, ou du moins une mine précieuse à exploiter.

La religion chrétienne qui a adouci les mœurs des peuples les plus féroces, y plantera bientôt son étendard ; des missionnaires pleins de zèle et de charité ne tarderont pas à y aller répandre les trésors de la foi ; la douce fraternité qui fait la base de cette religion sainte pénétrera dans ces cœurs barbares ; ce précepte divin *aime ton prochain comme*

toi-même y remplacera un jour les maximes san-
guinaires qui les ont dirigés.

C'est alors que la France contemplera avec un
noble orgueil et une douce satisfaction le bien
qu'elle aura fait. Les premières bénédictions lui
seront données par ce peuple même qu'elle vient
de soumettre et qui reconnaîtra que sa défaite est
devenue la source même de sa félicité.

Telles sont les espérances que nous avons con-
çues, tels sont les vœux que nous formons. Nous
croyons que tels sont aussi les projets de notre
gouvernement. Si toutefois dans sa haute sagesse,
il croyait devoir y apporter quelques modifications,
respectons ses vues. De puissans motifs que, personne que lui ne pourrait apprécier et qui n'auraient
certainement pour but que le bonheur et la tran-
quilité de la France, pourraient seuls contrebalan-
cer les avantages que nous entrevoyòns dans cette
conquête qui n'en sera pas moins glorieuse pour le
souverain qui l'a entreprise et l'armée qui l'a
exécutée, puisqu'elle aura atteint son but princi-
pal, *la réparation des insultes faites à la France
et l'affranchissement de la chrétienté.*